UN NOUVEAU SIGNE

DE

# LA MORT RÉELLE

(LA TACHE OCULAIRE)

# UN NOUVEAU SIGNE

DE

# LA MORT RÉELLE

(LA TACHE OCULAIRE)

PAR LE DOCTEUR

Jean-André Jean-Baptiste GARIBALDI

Professeur chargé du cours de médecine légale
et d'hygiène publique, à l'Université de Gênes.



Extrait du *Journal d'Hygiène*, numéro 32.
10 janvier 1877.

PARIS

IMPRIMERIE DE A. PARENT,
Imprimeur de la Faculté de Médecine,
rue Monsieur-le-Prince, 31.

1877

# UN NOUVEAU SIGNE

DE

# LA MORT RÉELLE

Les articles MORT APPARENTE ET VICTIMES IGNORÉES (1) publiés par notre distingué collaborateur le Dr Ch. Boillet, qui ont reçu les honneurs de la reproduction dans la Presse française, et de la traduction dans des Revues étrangères, nous ont aussi valu des communications très-intéressantes sur cet important problème d'hygiène publique.

Parmi celles-ci se distingue un mémoire de G. A. Giambattista Garibaldi (de Gênes), le savant auteur du MANUEL DE MÉDECINE LÉGALE POUR LES ÉTUDIANTS EN DROIT, car à l'Université Ligurienne cet enseignement figure avec raison comme obligatoire pour les futurs avocats.

En insérant un long extrait du susdit travail avec quelques réflexions de M. Boillet, nous avons le plaisir de donner ici le tableau des cinquante observations, très-bien faites, sur lesquelles l'auteur appuie ses conclusions.

Dans l'étude si complexe et parfois si difficile des signes certains de la mort, écrit le Dr Garibaldi, les auteurs ont reconnu comme les plus importants les quatre suivants :

1° Absence prolongée des battements du cœur ;

2° Rigidité cadavérique ;

3° Abolition de la motilité musculaire sous l'influence du courant électrique ;

4° Phénomènes de putréfaction.

M. Boillet, adoptant ces symptômes, les passe en revue

(1) Voir numéros du *Journal d'hygiène* 11 et 12. 1876.

avec beaucoup de soin, mais il ne fait aucune allusion à un cinquième signe découvert vers ces dernières années; quoi qu'il ne soit pas encore mentionné dans les Traités récents de médecine légale et d'hygiène publique, il me paraît par le fait aussi important que les précédents pour permettre à l'homme de l'art de déterminer la réalité de la mort.

C'est à M. Larcher que revient le mérite d'avoir découvert dans l'œil ce signe caractéristique qu'il appelle *imbibition cadavérique du globe de l'œil* (1).

Casper nous avait appris que les taches cadavériques présentent déjà par elles-mêmes un indice suffisant de mort réelle (in Traité pratique de médecine légale).

Larcher a observé qu'alors que la rigidité cadavérique est encore peu évidente, ou prête à disparaître, qu'alors que les phénomènes de la putréfaction ne se sont pas encore manifestés, l'on aperçoit sur la sclérotique une tache noirâtre peu prononcée d'abord, mais se fonçant peu à peu. La tache ronde ou ovale, quelquefois triangulaire, plus rarement linéaire, se montre d'abord sur le côté externe du globe, plus tard également vers l'angle interne.

Dans plusieurs circonstances, les taches cadavériques du corps précèdent l'apparition de ce phénomène d'imbibition; le plus souvent elles se montrent ensemble, bien que le siége anatomique ne soit pas le même; en effet, par une dissection soignée, j'ai trouvé que le tissu qui constitue la tache oculaire est noir à la suite de l'imbibition sanguine cadavérique (ainsi que cela se présente dans les infiltrations sanguines survenues après la mort, tandis que dans les taches cadavériques, le sang est seulement accumulé dans les vaisseaux capillaires, alors que le tissu environnant n'offre aucun indice d'altération.

Une fois que la tache, noirâtre ou de couleur chatain foncé, s'est montrée sur l'œil d'un cadavre, elle ne dispa-

(1) Etudes physiologiques et médicales sur quelques lois de l'organisme avec application à la médecine légale. Paris, 1868.

| N° D'ORDRE. | SEXE. | CONDITION individuelle | DATE de la mort. | HEURES de la mort. | HEURES de la visite | Rigidité cadavérique. | TACHES DE L'ŒIL. | OBSERVATIONS. |
|---|---|---|---|---|---|---|---|---|
| 1 | F. | Adulte. | 26 oct. | 1 h. soir. | 3 h. s. | sans | Tache livide, ronde, œil gauche. | Œil physiologique; la morte encore chaude en son lit. |
| 2 | H. | vieux. | 27 oct. | 8 h. mat. | 5 h. s. | sans | Pas de tache aux yeux. | |
| 3 | H. | jeune. | id. | 10 h. m. | 5 h. s. | avec | Tache triangulaire aux deux yeux. | Plus prononcée à l'œil gauche placé plus bas. |
| 4 | F. | adulte. | 28 oct. | 6 1/2 s. | 9 h. s. | sans | Tache lenticulaire, œil droit placé plus bas. | |
| 5 | H. | vieux. | 29 oct. | 7 h. m. | 4 h. s. | avec | Tache linéaire, chatain, œil droit plus bas. | |
| 6 | H. | jeune. | 31 oct. | 4 h. s. | 1er nov. 4 h. s. | avec | Pas de tache. | |
| 7 | F. | id. | 1er nov. | 10 h. m. | 4 h. 1/2 soir. | avec | Pas de tache. | Avant l'expiration des 24 h., chaque œil avait la tache. |
| 8 | F. | vieille. | id. | 11 h. m. | 4 h. 1/2 s. | avec | Pas de tache. | d° d° |
| 9 | H. | enfant. | id. | 1 h. s | 2 nov., 5 h. s. | avec | Pas de tache. | |
| 10 | H. | adulte. | 2 nov. | 5 h. m. | 4 h. s. | avec | Tache lenticulaire, œil gauche plus bas. | |
| 11 | H. | id. | 3 nov. | 7 h. m. | 4 h. s. | sans | Tache linéaire allongée aux deux yeux. | |
| 12 | F. | vieille. | 4 nov. | 3 h. m. | 4 h. 1/2 s. | avec | Pas de tache. | |
| 13 | F. | id. | id. | 3 1/2 m. | 4 h. 1/2 s. | avec | Pas de tache. | |
| 14 | F. | enfant. | id. | 3 h. s. | 4 h. 1/2 s. | sans | Tache initiale livide. œil droit plus bas. | Encore chaude en son lit, œil physiologique. |
| 15 | H. | adulte. | id. | 10 h. m. | 4 h. 1/2 s. | sans | Tache lenticulaire, œil droit plus bas. | |
| 16 | F. | id. | 5 nov. | 11 h. m. | 4 h. 1/2 s. | avec | Tache lenticulaire petite, aux deux yeux. | |
| 17 | H. | vieux. | id. | 4 h. s. | 6 nov., 4 h. s. | avec | Pas de tache. | |
| 18 | H. | adulte. | 6 nov. | 1 h. s. | 3 h. 1/2 s. | sans | Tache triangulaire large, à chaque œil. | Œil gauche, tache rouge, sang; œil droit, tache livide. |
| 19 | H. | id. | 7 nov. | 1 h. s. | 4 h. s. | avec | Tache triangulaire à chaque œil. | |
| 20 | F. | vieille. | id. | 3 h. m. | 4 h. s. | avec | Pas de tache. | Le lendemain, à 3 h. s., une large déchirure se voyait à chaque œil. |
| 21 | H. | adulte. | 8 nov. | 3 h. s | 4 h. s. | avec | Pas de tache. | |
| 22 | H. | id. | 7 nov. | 6 h. s | 8 nov., 4 h. s. | avec | Tache noire triangulaire, aux deux yeux. | |
| 23 | F. | vieille. | 8 nov. | 3 h. m. | 3 h. 1/2 s. | avec | Pas de tache. | |
| 24 | F. | adulte. | 9 nov. | 2 h. m. | 3 h. 1/2 s. | avec | Tache initiale à l'œil droit. | Le lendemain, à 4 h. s., on voyait une tache lenticulaire à chaque œil. |
| 25 | H. | id. | id. | 8 1/2 s. | 10 nov., 4 h. s. | sans | Tache lenticulaire à chaque œil. | |
| 26 | H. | id. | id. | 10 h s. | id. | sans | d° d° | |
| 27 | H. | id. | id. | 11 h. s. | 11 nov. 4 h. s. | sans | d° d° | |

| N° D'ORDRE. | SEXE. | CONDITION individuelle. | DATE de la mort. | HEURES de la mort. | HEURES de la visite | Rigidité cadavérique. | TACHES DE L'ŒIL. | OBSERVATIONS. |
|---|---|---|---|---|---|---|---|---|
| 28 | H. | adulte. | 11 nov. | 3 h. m. | 4 h. s. | sans | Tache triangulaire à l'œil droit. | |
| 29 | F. | id. | 12 nov. | 10 h. m. | 4 h. 1/2 s. | avec | Pas de tache. | |
| 30 | F. | vieille. | id. | 8 h. s. | 13 nov., 4 h. s. | avec | Pas de tache. | |
| 31 | F. | adulte. | id. | 10 h. s. | id. | sans | Tache à l'œil droit, placé plus bas. | |
| 32 | F. | id. | 13 nov. | 11 h. m | 4 h. s. | avec | Tache petite à l'œil gauche plus incliné. | |
| 33 | F. | id. | id. | 11 h. m. | 4 h. s. | sans | Pas de tache. | |
| 34 | H. | id. | 12 nov. | 7 h. m. | 4 h. s. | sans | Pas de tache. | |
| 35 | H. | id. | id. | 9 h. s. | 13 nov., 4 h. s. | avec | Pas de tache. | |
| 36 | H. | id. | 13 nov. | 1 h. s. | 4 h. s. | sans | Pas de tache. | |
| 37 | H. | id. | id. | 7 h. m. | 4. h. s. | sans | Tache lenticulaire sur l'œil gauche plus incliné. | |
| 38 | H. | adulte. | 13 nov. | 9 h. s. | 14 nov., 4 h. s. | avec | Tache initiale dans chacun des deux yeux. | Le cadavre était dans un état de putréfaction avancé. |
| 39 | H. | adulte. | 14 nov. | 8 h. m. | 4 h. 1/2 s. | sans | Tache initiale livide à l'œil droit plus incliné. | |
| 40 | F. | vieille. | 15 nov. | 10 h. m. | id. | sans | Pas de tache. | |
| 41 | F. | enfant. | id. | 3 h. m. | id. | sans | Pas de tache. | |
| 42 | H. | id. | id. | 2 h. m. | id. | sans | Pas de tache. | |
| 43 | H. | adulte. | id. | 11 h. s | 16 nov., 4 h. s. | sans | Pas de tache. | L'œil gauche plus incliné était plus injecté de sang à l'angle externe. |
| 44 | F. | adulte. | 15 nov. | 8 h. m. | 16 nov., 4 h. s. | avec | Pas de tache. | |
| 45 | F. | id. | 16 nov. | 2 h. m. | 4 h. 1/2 s. | avec | Deux petites taches triangulaires, une à chaque œil. | |
| 46 | H. | adulte. | 17 nov. | 11 h. m. | 4 h. 1/2 s. | sans | Pas de tache. | |
| 47 | F. | id. | 21 nov. | 1 h. m | 22 nov., 4 h. s. | avec | Tache lenticulaire à l'œil gauche plus incliné. | |
| 48 | H. | adulte. | 21 nov. | 10 h. s. | id. | avec | Tache linéaire à l'œil droit plus incliné. | |
| 49 | H. | adulte. | id. | 2 h. m. | 22 nov., 9 h. s. | avec | Pas de tache. | |
| 50 | H. | adulte. | 22 nov. | 5 h. m. | 4 h 1/2 s. | avec | Pas de tache. | |

En résumé, sur les 50 observations, 28 mentionnent la rigidité cadavérique, et 25 fois est apparue la tache de l'œil.

rait plus et forme pour ainsi dire le stigmate de la mort, pour la constatation civile et judiciaire des décès.

J'ai voulu m'assurer par de nouvelles observations recueillies à l'hôpital Pammatone (de Gènes), de l'exactitude et de la fréquence du nouveau phénomène, et voici les résultats de ces recherches dans 50 cas distribués en quatre groupes.

Dans le premier se placent les cadavres qui ont présenté la rigidité cadavérique, et la tache oculaire (12 observations).

Dans le deuxième, ceux qui ont offert l'imbibition cadavérique du globe de l'œil avant la rigidité (13 observations).

Dans le troisième, les cas où les phénomènes se sont montrés d'une manière inverse, c'est-à-dire la rigidité avant la tache oculaire (16 observations).

Dans le quatrième, ceux qui n'ont montré ni tache oculaire ni rigidité (9 observations).

Il résulte de l'examen du tableau :

1° Que tandis que la rigidité cadavérique se montre 28 fois sur 50 dans les premières heures après la mort, la tache oculaire apparait dans le même genre de cas 25 fois (l'œil plus déclive est habituellement le siége primitif de cette altération).

2° Que l'on aurait pu constater plus souvent la présence de la tache oculaire, si on avait examiné les cadavres à un moment plus rapproché des vingt-quatre heures après la mort.

3° Qu'on la rencontre 13 fois avant l'apparition de la rigidité.

4° Qu'on la constate une heure, deux heures, trois heures après la mort, alors que l'œil est encore dans l'état physiologique (1).

(1) « L'imbibition cadavérique du globe de l'œil est donc dans l'ordre d'apparition le premier signe certain de la mort réelle, puisqu'il est en même temps le premier signe de la putréfaction. » (Larcher).

Pour le professeur Strohll, c'est un signe à vérifier et à étudier avec lus de détails.

En conséquence, le médecin chargé de la vérification des décès manquerait aux exigences de la Science, s'il négligeait de prendre en considération une pareille altération qui constitue le plus souvent l'un des premiers phénomènes qui se manifestent après la mort réelle.

RÉPONSE DU Dr CH. BOILLET.

Mon cher confrère,

Après avoir longuement médité sur la façon expéditive et assez peu rassurante dont on s'obstine à procéder dans un trop grand nombre de localités à la vérification des décès et à l'examen des défunts, je résolus, malgré la faible portée de ma voix, de rompre le silence à mon tour. En écrivant les articles auxquels le *Journal d'hygiène* a si gracieusement ouvert ses colonnes, j'avais cherché surtout à frapper les esprits par quelques faits émouvants et authentiques, et à soulever ainsi d'énergiques protestations contre l'incurie et la suffisance administratives qui rendent encore possibles de nos jours les inhumations de vivants ou de cadavres marqués des empreintes du crime. Je n'avais donc à cet effet qu'à m'occuper incidemment des signes de certitude de la mort généralement admis, en me bornant à une simple énumération des autres.

Le Dr G.-A.-G. Garibaldi, qui m'a fait l'honneur de me lire, regrette que je n'aie même point mentionné les taches noires de la sclérotique signalées par le Dr Larcher. D'après les nombreuses observations de notre savant confrère d'Italie, ces taches se rencontrent chez presque tous les défunts, sont promptes à se multiplier et ne disparaissent que sous l'influence de la putréfaction. Ce sont là tout autant d'attributs précieux qui recommandent cet indice, d'ailleurs si facilement saisissable, à l'attention des médecins chargés de la constatation des décès.

## OUVRAGES DE L'AUTEUR

1° *Manuel pratique de chirurgie judiciaire*, en rapport avec la législation du nouveau Royaume d'Italie. — Turin, 1859.

(Ouvrage approuvé par l'Académie royale de médecine de Turin).

2° *Nouvelle doctrine du* Pr TARDIEU sur la mort par suffocation et étranglement.

Thèse de concours pour l'agrégation à la Faculté médico-chirurgicale de l'Université de Gênes.

3° *Manuel de médecine légale* à l'usage des élèves de l'École de droit, avec notes et explications des termes techniques. 1 vol. in-18. — Gênes, 1876.

www.ingramcontent.com/pod-product-compliance
Lightning Source LLC
LaVergne TN
LVHW012026170826
845678LV00004BA/1650